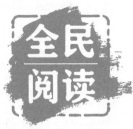

全民阅读

总主编
何清湖

常见病防治进家庭口袋本丛书

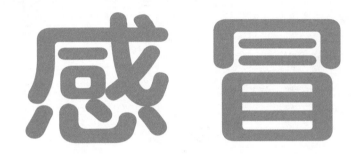

感冒

主编 / 郑保平

U0302369

全国百佳图书出版单位
中国中医药出版社
·北 京·

图书在版编目（CIP）数据

感冒 / 何清湖总主编；郑保平主编 . -- 北京：
中国中医药出版社，2024.7. --（全民阅读）. --
ISBN 978 - 7 - 5132 - 8832 - 3

Ⅰ . R511.6-49

中国国家版本馆 CIP 数据核字第 2024Y72R51 号

中国中医药出版社出版

北京经济技术开发区科创十三街 31 号院二区 8 号楼
邮政编码　100176
传真　010-64405721
北京盛通印刷股份有限公司印刷
各地新华书店经销

开本 787×1092　1/32　印张 3.25　字数 65 千字
2024 年 7 月第 1 版　2024 年 7 月第 1 次印刷
书号　ISBN 978 - 7 - 5132 - 8832 - 3

定价　29.80 元
网址　www.cptcm.com

服 务 热 线　010-64405510
购 书 热 线　010-89535836
维 权 打 假　010-64405753

微信服务号　**zgzyycbs**
微商城网址　**https://kdt.im/LIdUGr**
官 方 微 博　**http://e.weibo.com/cptcm**
天猫旗舰店网址　**https://zgzyycbs.tmall.com**

《全民阅读·常见病防治进家庭口袋本丛书》

编委会

《感冒》

编委会

主　　编　郑保平

副 主 编　白宇宁　韩　凤　龙一梅

编　　委　王振江　陈宝玲　李娟娥　张娟珠　黄　青

　　　　　徐一博　章　萍　喻道舫

　　"全民阅读"是国家重要的文化工程，是建设学习型社会的一项重要举措，有助于在全社会形成"多读书、读好书"的良好氛围和文明风尚。健康是老百姓最核心的追求之一，不仅与每个人、每个家庭息息相关，更关乎国家的繁荣与发展。人民健康是民族昌盛和国家富强的重要标志。建设"健康中国"战略有重要的意义，是实现"中国式现代化"的必然要求。

　　"中医药学包含着中华民族几千年的健康养生理念及其实践经验"，"是中华民族的伟大创造，是中国古代科学的瑰宝"。中医药学是我国珍贵的文化遗产，是打开中华文明宝库的钥匙，是中华文明得以延续和发展的重要保障，经历了数千年的沉淀与发展，直至今日依然熠熠生辉。中医药学积累了大量宝贵的健康养生理论及技术，如食疗、药疗、传统功法、情志疗法及外治法等，这些在我们的日常生活中处处可见，有着广泛的群众基础，为维护人民健康提供了重要保障。

2016 年 2 月 26 日，国务院印发《中医药发展战略规划纲要（2016—2030 年）》，其中明确指出，推动中医药进校园、进社区、进乡村、进家庭，将中医药基础知识纳入中小学传统文化、生理卫生课程，同时充分发挥社会组织作用，形成全社会"信中医、爱中医、用中医"的浓厚氛围和共同发展中医药的良好格局。为了科普中医药知识，促进全民健康，助力"健康中国"建设，世界中医药学会联合会慢病管理专业委员会组织全国专家学者编撰了《全民阅读·常见病防治进家庭口袋本丛书》。整套丛书包括 10 册，即《便秘》《感冒》《高血压》《冠心病》《颈椎病》《咳嗽》《失眠》《糖尿病》《痛风》《血脂异常》。我们希望通过《全民阅读·常见病防治进家庭口袋本丛书》向广大群众科普常见病的中医药防治知识，帮助老百姓更好地培养健康生活习惯，提高防病治病的能力。本套丛书在保证科学性与专业性的前提下，将介绍的内容趣味化（通俗易懂）、生活化（贴近实际）、方法化（实用性强）。

1. 科学性

作为科普丛书，科学性是第一要素。世界中医药学会联合会慢病管理专业委员会组织行业内的知名专家学者编撰本套丛书，并进行反复推敲与审校，确保科普知识的科学性、专业性与权威性。

2. 通俗性

本套丛书在编写过程中肩负着重要的使命，就是让深奥的中医药知识科普化，使博大精深的中医药理论妙趣横生，从而吸引读者。因此，我们对中医药理论进行反复"咀嚼"与加工，使文字简约凝练、通俗易懂，使内容图文并茂、形象生动。

3. 实用性

本套丛书内容贴近实际，凝集了老百姓日常生活中常遇到的健康问题，如糖尿病、高血压、痛风等，重视以具体问题为导向，不仅使读者产生共鸣，发现和了解生活中的常见健康问题，而且授之以渔，提供中医药干预思路，做到有方法、实用性强。

《全民阅读·常见病防治进家庭口袋本丛书》将"全民阅读"与"健康中国"两大战略工程相结合，由众多中医权威专家共同撰写，是适合全民阅读的大众科普读物的一次结集出版，对传播中医药文化、指导老百姓养生保健有很好的作用。在此特别感谢世界中医药学会联合会慢病管理专业委员会、湖南中医药大学、湖南医药学院等单位对本套丛书编撰工作的大力支持，对一直关心、关注、支持本套丛书的专家学者表示诚挚的感谢。

　　由于时间比较仓促，加之编者水平有限，本套丛书可能还存在一些不足之处，恳请广大读者提出宝贵的意见和建议，以便再版时修正。

世界中医药学会联合会慢病管理专业委员会会长
湖南中医药大学教授、博士生导师
湖南医药学院院长

何清湖
2024 年 4 月

健康是促进人全面发展的必然要求，是国家富强和人民幸福的重要标志。进入新时代，如何将全面提高全民健康水平的国家战略——"健康中国"落到实处是摆在中医药工作者面前的一项重大课题。"共建共享、全民健康"是建设健康中国的战略主题，其中共建共享是建设健康中国的基本路径，全民健康是建设健康中国的根本目的。为更好地实施健康中国战略，维护人民生命健康，在中国中医药出版社的支持下，在以何清湖为总主编的丛书编委会的统筹指导下，经过各位编者齐心协力、夜以继日的精心编撰，"全民阅读·常见病防治进家庭口袋本丛书"之《感冒》终于和读者见面了。

感冒虽是一种多发病、常见病，但往往会因为处理不当，不仅减慢缓解和痊愈速度，影响正常的工作和生活，严重的还会给今后的健康带来不良影响。为更好地帮助大家有效防治感冒，减轻痛苦，提高生活质量，编委会成员反复酝酿，充分利用中医药防治感冒的优势，将穴位按摩、中药、食疗等方法相结合，分六个部分对感冒的防治进行介绍，第一部分围绕治感冒离不开的手太阴肺经、手阳明大肠经及其重点穴位进行阐述，后五个部分主要介绍强体质防感冒、春秋季节防流感、风寒感冒调理、风热感冒调理、暑湿感冒调理的内容，从临床表现、常用穴位、家常食物、常用中药、精选食疗方、家用中成药等方面进行介绍并支招儿，具有很强的针对性和实用性。本书向读者全面介绍如何预防和治疗感冒，帮助全民提高自我保健意识和能力，享受健康生活。

我们遴选了具有丰富中医药防治肺系疾病经验的各级临床专家和教学工作者担任本书编者，编写过程中秉持科学、务实、严谨的理念，在参考大量文献的基础上反复审定，确保了本书的科学性、简洁性和实用性，在此向丛书编委会、各位编者及支持本书编写工作的人士表示诚挚的感谢！

本书可作为社区医务工作人员、中医爱好者等人群防治感冒的手头读本。由于水平有限，在书中如有不足之处，敬请读者多提宝贵意见，以期在再版时完善提高。

《感冒》编委会

2024 年 4 月

目　录

微信扫描二维码
有声点读新体验

治感冒离不开的 2 条经络
肺经、大肠经

强体质，防感冒 22 招
养好肺，固屏障

三 春秋季节防流感 25 招
免疫力强，病毒绕道走

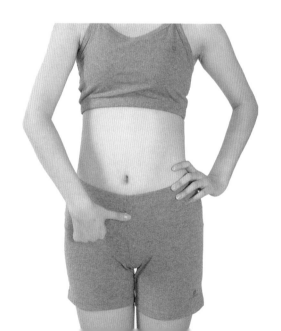

四 风寒感冒调理 24 招
祛风散寒，宣通肺气

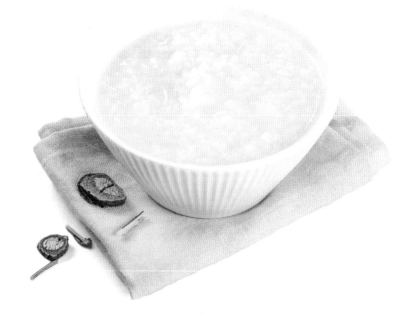

五 风热感冒调理 25 招
疏风清热，辛凉解表

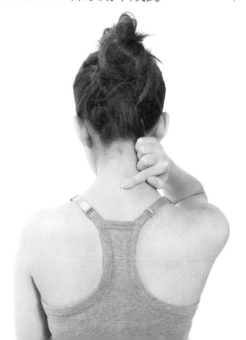

六 暑湿感冒调理 25 招
清热祛湿，调理肠胃

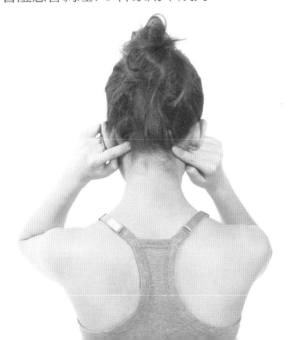

一

治感冒离不开的 2 条经络

肺经、大肠经

手太阴肺经
呼吸畅通，远离感冒、咳嗽

手太阴肺经位于上肢内侧。肺主呼吸，肺经是一条与呼吸系统功能密切相关的经络。这条经络通畅，则有利于预防邪气侵入人体，促进气血运行，提高人体的防御能力，使人呼吸畅通，远离感冒、咳嗽。此外，肺主皮毛，皮肤有问题，也可从肺经入手根治。

循行路线

肺经起始于中焦，向下联络大肠，回过来沿着胃上口穿过膈肌，属于肺脏。从肺系（气管、喉咙）横出腋下，下循上臂内侧，走心经、心包经之前，下过肘中，沿前臂内侧桡骨尺侧缘进入寸口（桡动脉搏动处），上行至大鱼际部，沿着边际，出大指的末端。它的支脉从腕后走向食指内（桡）侧，出其末端，接大肠经。

主治疾病

本经腧穴主治呼吸系统和本经所过部位的病症，如咳嗽、喘息、咯血、胸闷胸痛、咽喉肿痛、外感风寒及上肢内侧前缘疼痛等。

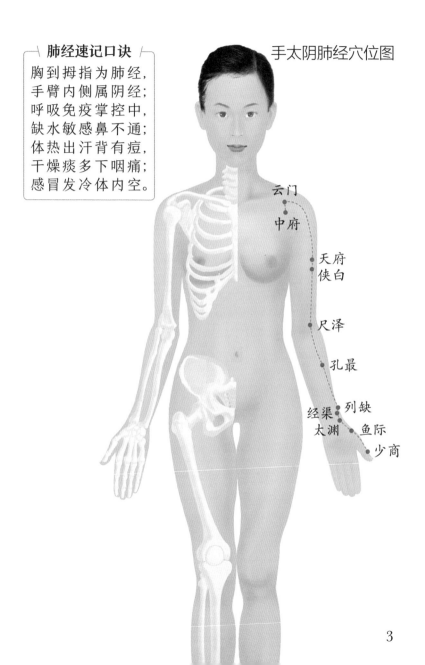

肺经速记口诀

胸到拇指为肺经，
手臂内侧属阴经；
呼吸免疫掌控中，
缺水敏感鼻不通；
体热出汗背有痘，
干燥痰多下咽痛；
感冒发冷体内空。

手太阴肺经穴位图

云门
中府
天府
侠白
尺泽
孔最
经渠　列缺
太渊　鱼际
少商

3

肺经重点穴位

尺泽穴

支气管炎的常用主穴

功能与主治：行气活络，祛瘀止痛。主治支气管炎、肺炎、咽喉肿痛、肘关节病等。

定位：本穴在肘前端，肘横纹上，肱二头肌腱桡侧缘凹陷中。

操作方法：用拇指或食指指腹按揉尺泽穴 3~5 分钟，以有酸胀感为宜。

• 尺泽

列缺穴

感冒、咳嗽的常用主穴

功能与主治：宣肺解表，通经活络。主治伤风、头痛、颈痛、咳嗽、咽喉肿痛等。

定位：手腕伸直，两手虎口自然平直交叉，食指点在手腕的桡侧，下面的骨头上有一个明显的纵向裂隙即是列缺穴。

操作方法：用食指指腹按揉列缺穴 3 分钟，有润肺止咳的功效。

• 列缺

功能与主治：补益肺气，止咳化痰，通调血脉。主治胸痹、心痛、脉涩、喘息咳逆、心悸等。

定位：在腕前区，腕横纹上桡动脉桡侧凹陷中取穴，即掌后腕横纹靠拇指一侧，动脉靠拇指一侧的凹陷处。

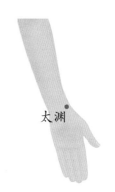

太渊

操作方法：用拇指指腹轻柔地掐按太渊穴1~3分钟，以有酸胀感为度。

功能与主治：泄热开窍，利咽镇痉。主治咽喉肿痛、咳嗽、鼻出血、中暑、呕吐、小儿惊风、扁桃体炎、腮腺炎、感冒发热、支气管炎、肺炎、咯血等。

定位：本穴在手外侧，约第1掌骨中点靠拇指一侧的赤白肉际处。

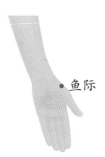

鱼际

操作方法：用食指指腹按揉鱼际穴3分钟，有改善咽喉肿痛的功效。

手阳明大肠经
肺和大肠的保护者

手阳明大肠经主要分布在人体颈项和上肢部位，调畅此经可以使上肢气血通畅，还可以有效防治皮肤病。手阳明大肠经与消化、吸收及排出废物的脏腑有密不可分的关系。

循行路线

大肠经起于食指外侧末端，经过手背沿手臂外侧上行至肩部，转向后与督脉在颈后相会，再转向前一路下行，经过胸腔、腹腔，最后进入大肠。大肠经还有一条分支，从锁骨上窝向上经颈部到达面部，在鼻子两侧与足阳明胃经相接。

主治疾病

本经腧穴主治本经循行部位疼痛、发热肿痛或寒冷麻木等症，如腹痛、肠鸣、泄泻、便秘、咽喉肿痛、牙痛、面瘫、耳鸣、上肢麻木等。

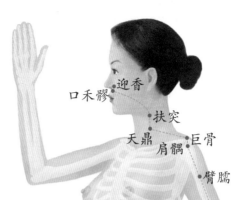

手阳明大肠经穴位图

口禾髎　迎香
扶突
天鼎　巨骨
肩髃
臂臑
手五里
曲池　肘髎
上廉　手三里
下廉
温溜
偏历
阳溪
合谷　三间
二间
商阳

大肠经速记口诀

食指腋窝大肠经，
手臂外侧属阳经；
消化神经掌控中，
它要不通腹胀痛；
便秘口干肩颈痛，
体热痔疮加头痛。

大肠经重点穴位

商阳穴

嗓子痛的常用主穴

功能与主治：理气平喘，开窍苏厥。主治头痛、眩晕、目赤肿痛、鼻出血、鼻炎、鼻窦炎、牙痛、咽喉肿痛、半身不遂、腮腺炎、手指痉挛、臂痛等。

定位：本穴在手指，食指末节桡侧，距指甲根角 0.1 寸（指寸）。

操作方法：用拇指和食指捏住食指的两侧，用力揉捏即可。

商阳·

二间穴

齿痛的常用主穴

功能与主治：解表清热，通利咽喉。主治鼻出血、齿痛、牙龈炎、咽喉肿痛、热病、面神经炎、三叉神经痛、腰痛等。

定位：自然弯曲手指，找到第 2 掌指关节，向指尖方向摸到关节结束处，靠近拇指侧，颜色深浅变化交界处即是。

操作方法：用拇指按揉即可。

二间·

功能与主治：镇静止痛，通经活络。主治牙龈肿痛、眼睛疲劳、咽喉疼痛、耳鸣、面神经麻痹、三叉神经痛、口眼㖞斜、痤疮、赘疣、嗳气等。

定位：将拇指、食指并拢，肌肉隆起的最高点即是合谷穴。

操作方法：用拇指指腹用力按压。

合谷·

功能与主治：疏风清热，调和营卫。主治发热、咽痛、疟疾、半身不遂、肩痛不举、膝关节肿痛、头痛、头晕、目赤肿痛、视物不清、牙痛、月经不调、荨麻疹等。

定位：将手肘内弯约成90°，用另一只手的拇指下压手肘横纹尽处的凹陷即是曲池穴。

曲池·

操作方法：用手指指腹按压。

功能与主治：祛风通窍，理气止痛。主治鼻炎、鼻塞、鼻窦炎、牙痛、感冒等。

定位：本穴位于人体鼻翼外缘中点旁，鼻唇沟中间。

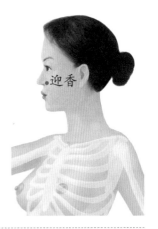

操作方法：用两只手的食指指腹按住迎香穴，由内而外转 36 圈。

功能与主治：通经活络，清热明目，调理肠胃功能，主治肘臂酸痛、上肢不遂、齿痛、颊肿、腹痛、吐泻、腰背痛等。

定位：肘部弯曲 90°，掌心向下，从肘尖和肘关节内侧的横纹中点往下量 2 寸即是手三里穴。

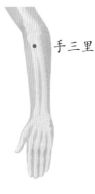

操作方法：用一手的拇指指腹从里向外拨手三里穴，以有酸胀或胀痛的感觉为度。

二

强体质，
防感冒 22 招
养好肺，固屏障

免疫力下降
有哪些表现

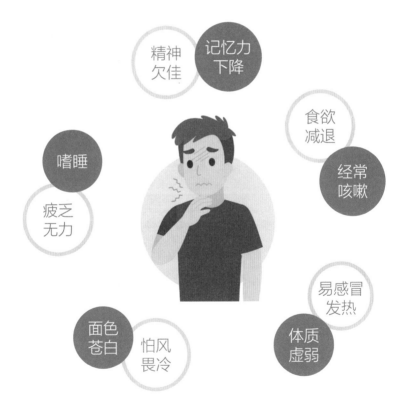

精神
欠佳

记忆力
下降

食欲
减退

嗜睡

经常
咳嗽

疲乏
无力

易感冒
发热

面色
苍白

怕风
畏冷

体质
虚弱

强体质，防感冒：
5 大常用穴位

取穴原理	足三里为保健要穴，有助于增强机体的免疫力。
功效主治	健脾和胃，调畅气机。主治消化系统的常见病，如十二指肠球部溃疡、急性胃炎、胃下垂等。
穴名解读	"里"与"理"通。人以肚脐为界，上为天，下为地，中为人，分为三部，万物由之，理在其中。故足三里穴能调和天地人，能治人体上中下诸病。

按揉足三里穴

操作方法
用拇指指腹按揉足三里穴3~5分钟，
以有酸胀感为宜。

足三里穴

定位
本穴在小腿前外侧，外膝眼下3寸，
距胫骨前嵴约一横指。

按揉大椎穴

取穴原理
大椎穴是手足三阳经与督脉的交会穴，且督脉为"阳脉之海"，主一身之阳气，补之可固护正气，提高机体免疫力。

功效主治
扶正祛邪，提高机体免疫力。主治感冒发热、颈椎病、扁桃体炎、痤疮等。

穴名解读
"大"，巨大；"椎"，椎骨。古称第1胸椎棘突为大椎，穴在其上方，故名"大椎"。

操作方法
用拇指或食指指腹按揉大椎穴3~5分钟，以有酸胀感为宜。

定位
本穴在颈后部，第7颈椎棘突下凹陷中，后正中线上。

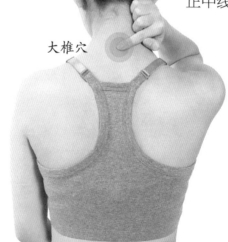

大椎穴

取穴原理	按揉关元穴，可以温养脾经，促进脾阳的升发，增强脾脏的功能。
功效主治	培元固本，调气回阳。可补下焦，调节内分泌功能，治疗生殖系统疾病。
穴名解读	"关"，关藏；"元"，元气。本穴为关藏人体元气之处，故名"关元"。

按揉关元穴

操作方法

用拇指指腹按揉关元穴 3~5 分钟，以有酸胀感为宜。

定位

本穴位于下腹部，脐下 3 寸，人体前正中线上。

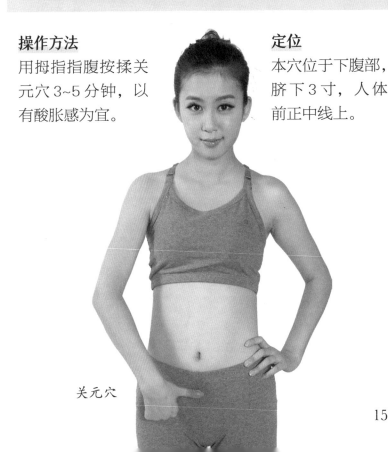

关元穴

按揉神阙穴

取穴原理	按摩神阙可温通阳气，散寒通络。
功效主治	健运脾胃，温阳固脱，培元固本。主治风寒感冒、腹中虚冷、腹痛腹泻、肠鸣、肩周炎、坐骨神经痛、前列腺肥大、过敏性鼻炎、子宫脱垂等。
穴名解读	变化莫测为"神"，"阙"指要处，穴当脐孔。名之"神阙"，是因胎儿赖此宫阙输送营养，灌注全身，使胎体逐渐发育，变化莫测。

操作方法

左手掌心对准肚脐，覆盖在神阙穴上，缓缓按揉穴位，每次1～3分钟。

定位

本穴位于肚脐，在肚脐中央。

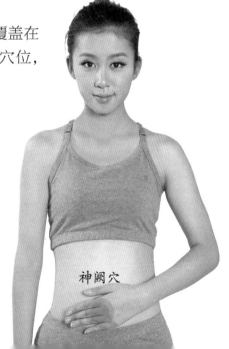

神阙穴

取穴原理	按揉气海可补气，气能生血。
功效主治	健脾益气，益肾固精，增强免疫力。可以防外感，还可以强壮身体、延年益寿。
穴名解读	"气"，元气；"海"，海洋。穴在脐下，为人体元气之海，故名"气海"。

按揉气海穴

操作方法

用拇指或食指指腹按揉气海穴3~5分钟，以有酸胀感为宜。

定位

本穴位于下腹部，脐下1.5寸处，前正中线上。

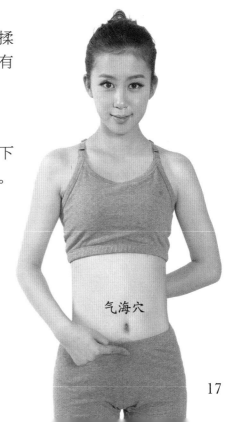

气海穴

强体质，防感冒：
4种家常食物

红枣

性味归经：性温，味甘，归脾、胃、心经。

功能：补中益气，养血安神，有助于增强免疫力。用于脾虚食少、气血不足等。

用法：生食、煮食。

禁忌：湿痰、积滞的人不宜食用。

银耳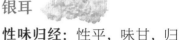

性味归经：性平，味甘，归肺、胃经。

功能：滋阴生津，润肺养胃，可提高免疫力。用于虚劳咳嗽。

用法：煮食、炖食。

禁忌：湿痰咳嗽、大便不实的人不宜食用。

豌豆

性味归经：性平，味甘，归脾、胃经。

功能：和中下气，利水解毒，有助于增强抵抗力。用于中气不足、吐逆等。

用法：煮食、炖食。

牛肉

性味归经：性温，味甘，归脾、胃经。

功能：补脾胃，益气血，可增强免疫力。用于脾虚不运、不思饮食等。

用法：煮食、炒食。

其他常用食物：黄芽白菜、羊乳、乌骨鸡、蜂蜜、苦菊等。

强体质，防感冒：
4 种常用中药

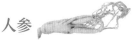

人参

性味归经：性微温，味甘、微苦，归脾、肺、心、肾经。

功效主治：补脾益肺，生津养血，可增强抵抗力。用于气虚外感、肺虚喘咳等。

用法：3~9 克，煎服。

禁忌：火郁内实的人慎服。不宜与藜芦、五灵脂同用。

黄芪

性味归经：性微温，味甘，归脾、肺经。

功效主治：补气升阳，益卫固表，可增强免疫力。用于表虚自汗、气虚乏力等。

用法：9~20 克，煎服。

禁忌：表实邪盛、内有积滞的人不宜服用。

西洋参

性味归经：性凉，味微苦、甘，归心、肺、肾经。

功效主治：补气养阴，清热生津，可增强免疫力。用于气虚阴亏、内热津伤等。

用法：3~6 克，煎服。

枸杞子

性味归经：性平，味甘，归肝、肾经。

功效主治：滋补肝肾，益精明目，可增强免疫力。用于肝肾阴虚等。

用法：6~12 克，煎服。

其他常用中药：太子参、灵芝、党参等。

药食同源，预防感冒：4 道精选食疗方

补血益气

红枣杞子乌鸡汤

材料： 净乌鸡 1 只，红枣 20 克，枸杞子 10 克。

调料： 生姜 20 克，盐 3 克。

做法：

1 净乌鸡洗净，放入沸水中汆烫，除去血腥味后捞出；红枣、枸杞子洗净；生姜洗净去皮，拍松。

2 将红枣、枸杞子、生姜纳入乌鸡腹中，放入炖盅内，加适量水，大火烧开，用小火炖至乌鸡肉熟烂后加盐即可。

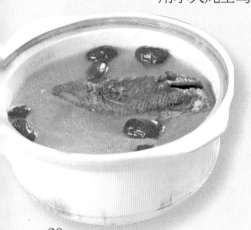

功效

乌鸡可益肾补肝；红枣可养血益气；枸杞子可补肾养颜。三者搭配食用，可补血益气，强身健体。

材料： 面粉 400 克，牛肉 200 克，大白菜 250 克，葱花 50 克。

调料： 酱油、盐、植物油各适量。

做法：

1. 牛肉洗净，剁成末，加酱油、盐调味；大白菜洗净，切末，拌入牛肉末中，加入葱花拌匀制成馅。

2. 面粉用冷水和匀，揉匀，静置 10~20 分钟。

3. 将面团分成若干剂子，按扁后擀成皮。

4. 取面皮包入馅，捏合成馅饼。

5. 平底锅以大火烧热，下馅饼入锅略按扁，烘一会儿，倒入少许油，烙至两面金黄即可。

｜ 功效 ｜

牛肉可以补脾胃、益气血；大白菜含有的膳食纤维可以促进胃肠蠕动。二者搭配，素荤互补，营养全面，能健脾开胃，增强体质。

雪梨银耳百合粥

材料：雪梨200克，大米100克，红枣6枚，银耳（干品）、干百合各5克。

调料：冰糖5克。

做法：

1 银耳泡发，洗净，去蒂，撕小朵；雪梨洗净，连皮切块；大米洗净，用水浸泡30分钟；红枣洗净，去核；干百合洗净，泡软。

2 锅内加适量清水烧开，加入大米、银耳、红枣，大火煮开后转小火煮30分钟，加入雪梨块、百合煮10分钟，最后加冰糖煮5分钟至冰糖化开即可。

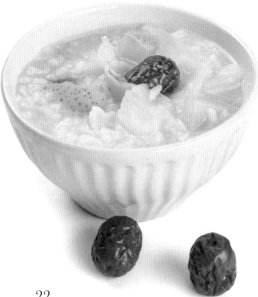

功效

雪梨可以清热降火、养胃生津；银耳可以生津养胃。它们与红枣、百合一起煮粥，可以养胃生津、润肺止咳。

烹饪妙招

银耳要尽可能撕碎，这样熬煮好的粥会更为黏稠细滑。

材料：大米 100 克，羊肉 200 克，人参
　　　3 克，黄芪 10 克。

调料：老姜 50 克，料酒 10 克，盐 3 克。

做法：

1　大米洗净，用水浸泡 30 分钟；羊肉洗
　　净，切块，焯水捞出，用温水洗去浮
　　沫；老姜洗净，用刀拍松；人参、黄芪
　　洗净，放入清水中，煎取药汁，待用。

2　锅内倒入适量水烧开，加入大米，煮
　　开后放入老姜、羊肉块，加入料酒、
　　药汁，大火烧开后转小火煮 1 小时，
　　最后加盐调味即可。

温馨提示： 本方应在医生指导下使用。

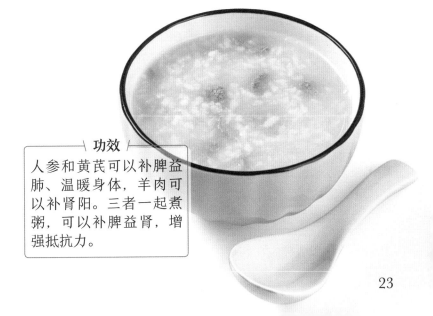

补脾益肺

参芪羊肉粥

| 功效 |

人参和黄芪可以补脾益
肺、温暖身体，羊肉可
以补肾阳。三者一起煮
粥，可以补脾益肾，增
强抵抗力。

23

强体质，防感冒：
5 种家用中成药

1 玉屏风口服液

益气，固表，止汗。 用于表虚不固，自汗恶风，体虚易感受风邪。

4 补肺丸

补肺益气，止咳平喘。 用于肺气不足，气短喘咳，干咳痰黏，咽干舌燥。

2 黄芪生脉饮

益气滋阴，健胃和中。 用于脾胃虚寒所致的恶寒腹痛，身体虚弱。

5 养阴清肺膏

养阴润燥，清肺利咽。 用于阴虚肺燥，咽喉干痛，干咳少痰。

3 补中益气丸

补中益气，升阳举陷。 用于脾胃虚弱，中气下陷所致的泄泻，体倦乏力，食少腹胀。

温馨提示： 中成药应在医生指导下使用，下同。

24

三

春秋季节防流感 25 招

免疫力强，病毒绕道走

微信扫描二维码
有声点读新体验

春秋季节患流感
有哪些表现

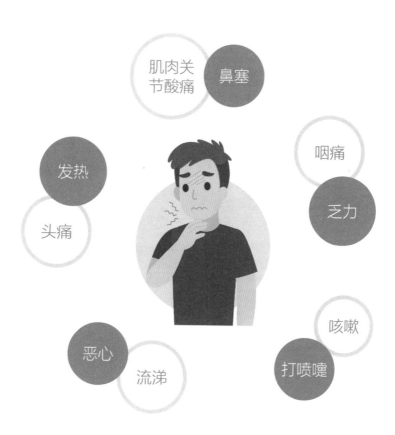

肌肉关节酸痛　鼻塞

咽痛

发热

乏力

头痛

恶心

流涕

咳嗽

打喷嚏

春秋季节防流感：
8大常用穴位

对症按摩调理方

取穴原理	足三里为保健要穴，有助于增强机体的免疫力。
功效主治	健脾和胃，调畅气机。主治消化系统的常见病，如十二指肠球部溃疡、急性胃炎、胃下垂等。
穴名解读	"里"与"理"通。人以肚脐为界，上为天，下为地，中为人，分为三部，万物由之，理在其中。故足三里穴能调和天地人，能治人体上中下诸病。

按揉足三里穴

操作方法

用拇指指腹按揉足三里穴3~5分钟，以有酸胀感为宜。

足三里穴

定位

本穴在小腿前外侧，外膝眼下3寸，距胫骨前嵴约一横指。

按揉大椎穴

取穴原理
大椎穴是手足三阳经与督脉的交会穴，且督脉为"阳脉之海"，主一身之阳气，补之可固护正气，提高机体免疫力。

功效主治
扶正祛邪，提高机体免疫力。主治感冒发热、颈椎病、扁桃体炎、痤疮等。

穴名解读
"大"，巨大；"椎"，椎骨。古称第1胸椎棘突为大椎，穴在其上方，故名"大椎"。

操作方法
用拇指或食指指腹按揉大椎穴3~5分钟，以有酸胀感为宜。

定位
本穴在颈后部，第7颈椎棘突下凹陷中，后正中线上。

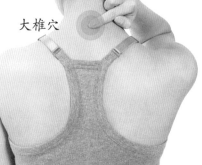

大椎穴

取穴 原理	风池是足少阳胆经与阳维脉的交会穴，亦是祛风之要穴。
功效 主治	祛风散邪，清利头目，温阳益气。主治感冒、头痛、眩晕、颈部疼痛、目赤痛、目泪出、鼻渊、鼻出血、中风、疟疾等。
穴名 解读	"风"，风邪；"池"，池塘。该穴在枕骨下，局部凹陷如池，是祛风的要穴，故名"风池"。

按压风池穴

操作方法

用食指指腹按压颈部两侧的风池穴半分钟左右，直至有酸胀感。

定位

本穴在颈后区，枕骨之下，胸锁乳突肌上端与斜方肌上端之间的凹陷中。

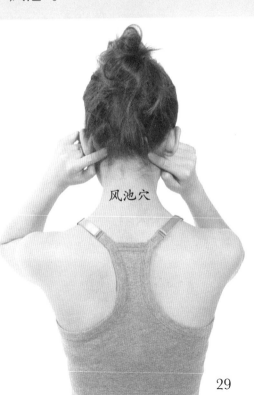

风池穴

29

<table>
<tr><td rowspan="4">按压三阴交穴</td></tr>
</table>

取穴原理	三阴交穴是脾经上的穴位，连通肝、肾二经，按揉三阴交穴能健脾理血。
功效主治	健脾益气，和胃化湿，增强免疫力。主治体虚易感、腹痛、呕吐、消化不良、月经不调、遗精、阳痿、小便不利、失眠、水肿等。
穴名解读	"三阴"，指足之三阴经；"交"，指交会与交接。此穴为足太阴、足少阴、足厥阴三条阴经气血物质的交会处。

操作方法

以拇指指腹垂直按压穴位，每天早、晚各一次，每次左右两侧各 1~3 分钟。

定位

本穴在小腿内侧，内踝尖上 3 寸，胫骨内侧缘后际。

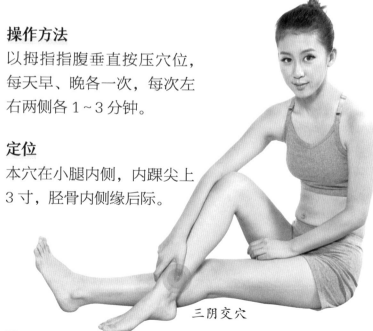

三阴交穴

取穴原理	阴陵泉为足太阴脾经之合穴，能温运中焦、清利下焦，帮助健脾除湿，益肾调经。
功效主治	健脾理气，益肾固精，通经活络，增强免疫力。主治腹痛胀满、水肿、泄泻、小便不利、遗精、月经不调、带下、下肢麻痹等。
穴名解读	"阴"，水之意；"陵"，土丘；"泉"，水泉。脾经流行的经水及脾土物质混合物在本穴聚合堆积如土丘之状，故名"阴陵泉"。

按揉阴陵泉穴

操作方法

用拇指或食指指腹用力按揉阴陵泉穴 3~5 分钟，以有酸胀感为度。

定位

本穴位于小腿内侧，胫骨内侧髁下缘与胫骨内侧缘之间的凹陷中。

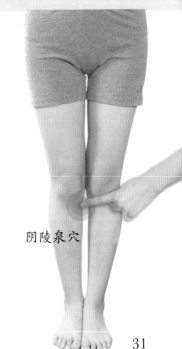

阴陵泉穴

31

<table>
<tr><td rowspan="3">按揉关元穴</td><td>取穴
原理</td><td>按揉关元穴，可以温养脾经，促进脾阳的升发，增强脾脏的功能。</td></tr>
<tr><td>功效
主治</td><td>培元固本，调气回阳。可温阳散寒，发汗，改善感冒症状。</td></tr>
<tr><td>穴名
解读</td><td>"关"，关藏；"元"，元气。本穴为关藏人体元气之处，故名"关元"。</td></tr>
</table>

操作方法

用拇指指腹按揉关元穴 3~5 分钟，以有酸胀感为宜。

定位

本穴位于下腹部，脐下 3 寸，人体前正中线上。

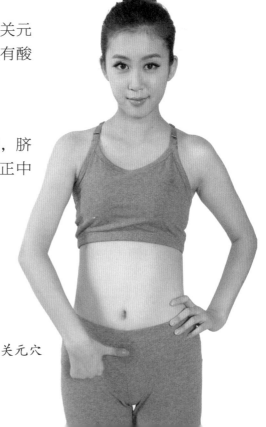

关元穴

取穴原理	列缺为肺经络穴，可调节肺功能，调动肺经元气，治疗咳嗽。
功效主治	疏风解表，宣肺理气，止咳平喘。主治感冒、头痛、颈痛、咳嗽、气喘、咽喉肿痛及手腕疼痛无力等。
穴名解读	"列"，指陈列、裂开；"缺"，指缺口、空隙。古称闪电为列缺，该穴在腕上之裂隙与衣袖之边缘处，所过之气常如闪电，故名"列缺"。

按揉列缺穴

操作方法

用拇指指腹按揉列缺穴3~5分钟，以有酸胀感为宜。

定位

本穴在前臂，腕掌侧远端横纹上1.5寸，拇短伸肌腱与拇长展肌腱之间，拇长展肌腱沟的凹陷中。

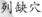

列缺穴

33

<table>
<tr><td rowspan="3">按揉合谷穴</td><td>取穴原理</td><td>合谷为大肠经原穴，与列缺同用，"原络配穴"可益卫固表，抵御外邪。</td></tr>
<tr><td>功效主治</td><td>镇静止痛，通经活络，清热解表。主治头面五官病，可缓解颈部、上肢、上腹部等部位的疼痛。</td></tr>
<tr><td>穴名解读</td><td>"合"，合拢；"谷"，山谷，指低陷如山谷处。此穴位于第 1、2 掌骨间，喻二骨相合，其凹陷处犹如山谷，所以称为"合谷"。</td></tr>
</table>

操作方法

用右手的拇指或食指上下揉动左手的合谷穴200 下，再用左手的拇指或食指上下揉动右手的合谷穴200 下。

定位

本穴在手背，第 2 掌骨桡侧的中点处。

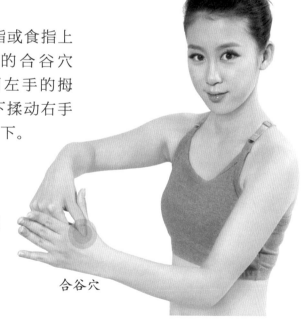

合谷穴

春秋季节防流感：
4 种家常食物

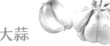

大蒜

性味归经： 性温，味辛，归脾、胃、肺、大肠经。

功能： 温中行滞，解毒，杀虫。用于脾胃虚寒之腹痛、感冒等。

用法： 浸泡、煮食、炒食。

禁忌： 阴虚火旺者不宜食用。

橘子

性味归经： 性平，味甘、酸，归肺、胃经。

功能： 生津润肺，理气化痰。用于消渴、呕逆等，可预防感冒。

用法： 生食、煮食。

禁忌： 阴虚燥咳及咯血的人慎食。

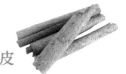

桂皮

性味归经： 性温，味辛、甘，归脾、胃、肝、肾经。

功能： 温脾胃，暖肝肾。用于流行性感冒等。

用法： 煎食、煮食、炒食。

禁忌： 阴虚火旺者不宜食用。

山药

性味归经： 性平，味甘，归肺、脾、肾经。

功能： 益气养阴，补脾。用于脾虚食少等，可提高免疫力。

用法： 煮食、蒸食。

禁忌： 有实邪者不宜食用。

春秋季节防流感：
4 种常用中药

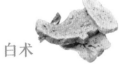

白术

性味归经：性温，味苦、甘，归脾、胃经。

功效主治：补气健脾，燥湿利水，可增强免疫力。用于气虚自汗等。

用法：6～12 克，煎服。

禁忌：阴虚内热者不宜服用。

百合

性味归经：性寒，味甘，归肺、心经。

功效主治：养阴润肺，清心安神。用于燥热咳嗽、失眠多梦等。

用法：6～12 克，煎服。

禁忌：风寒咳嗽者不宜服用。

麦冬

性味归经：性微寒，味甘、微苦，归肺、心、胃经。

功效主治：养阴润肺，益胃生津。用于胃阴不足、肺燥等。

用法：6～12 克，煎服。

禁忌：虚寒泄泻者不宜服用。

玉竹

性味归经：性微寒，味甘，归肺、胃经。

功效主治：养阴润燥，生津止渴。用于肺阴不足、干咳少痰、烦热口渴等。

用法：6～12 克，煎服。

禁忌：痰湿气滞者不宜服用。

药食同源，预防流感：3 道精选食疗方

材料：雪梨 1 个，干百合 10 克。

调料：冰糖适量。

做法：

1 雪梨洗净，去皮、核，将果肉切成小块；干百合洗净，浸泡 20 分钟。

2 锅内加适量清水，放入雪梨块、百合、冰糖，大火烧沸后转小火煮至百合软烂，离火，待茶汤稍凉后即可饮用。

润肺止咳

雪梨百合冰糖饮

功效

雪梨、百合具有润肺止咳的效果，适合感冒、咳嗽的人食用。

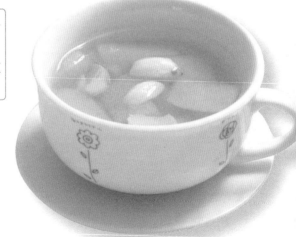

山药五彩虾仁

健脾益肺，增强免疫力

材料：山药200克，虾仁100克，豌豆50克，胡萝卜半根。

调料：盐、香油各3克，料酒5克，胡椒粉2克，植物油适量。

做法：

1 山药、胡萝卜洗净，去皮，均切成条，放入沸水中焯烫后捞出晾凉。

2 虾仁洗净，用料酒腌20分钟，捞出；豌豆洗净。

3 锅中倒油烧热，放入山药条、胡萝卜条、虾仁、豌豆同炒至熟，加入盐、胡椒粉，最后淋入香油即可。

功效

山药可以补脾养阴，且容易消化吸收；豌豆可以和中下气，利水解毒。它们与虾仁、胡萝卜搭配食用，可以健脾开胃，提高身体抵抗力。

材料：橘子 1 个。

做法：

1 在橘子上插两根筷子备用。

2 开中小火烤橘子，橘子和炉火保持 10
  厘米的距离，烤的时候要不停地转动
  橘子，使每一面都均匀受热。

3 烤至橘子表面微焦时离火，趁着温热
  剥开橘皮吃掉橘肉即可。

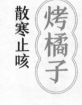

散寒止咳 **烤橘子**

功效

烤橘子可以散寒止咳，对外感风
寒导致的咳嗽或者肺热引起的呼
吸不畅等有改善作用。

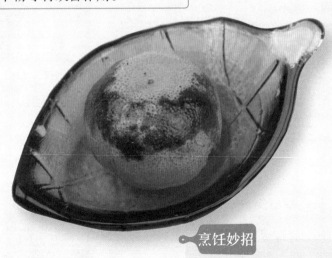

烹饪妙招

橘子皮的颜色变黑就可
以了，不要烧成炭。

39

春秋季节防流感：
6 种家用中成药

1 连花清瘟胶囊

清瘟解毒，宣肺泄热。用于流行性感冒引起的发热，恶寒，肌肉酸痛，鼻塞流涕，咳嗽，头痛，咽干咽痛。

2 百合固金丸

养阴润肺，化痰止咳。用于肺肾阴虚，燥咳少痰，咽干喉痛。

3 蓝芩口服液

补肺益肾，养阴润喉。用于气阴不足所致的咽干灼热，咽痛，声音嘶哑。

4 双黄连口服液

疏风解表，清热解毒。用于外感风热感冒引起的发热，咳嗽，咽痛。

5 板蓝根冲剂

清热解毒，凉血利咽。用于肺热壅盛所致的咽喉疼痛，口咽干燥。

6 小柴胡颗粒

解表散热，疏肝和胃。用于胸胁苦满，食欲不振，心烦喜呕，口苦咽干。

四

风寒感冒调理
24 招

祛风散寒，宣通肺气

风寒感冒
有哪些表现

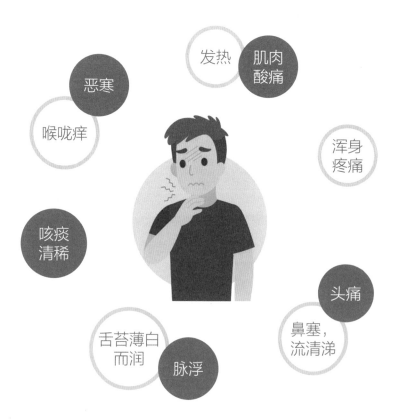

发热

肌肉酸痛

恶寒

喉咙痒

浑身疼痛

咳痰清稀

头痛

舌苔薄白而润

脉浮

鼻塞，流清涕

风寒感冒调理：8大常用穴位

对症按摩调理方

取穴原理	列缺为肺经络穴，可调节肺功能，调动肺经元气，治疗咳嗽。
功效主治	疏风解表，宣肺理气，止咳平喘。主治感冒、头痛、颈痛、咳嗽、气喘、咽喉肿痛及手腕疼痛无力等。
穴名解读	"列"，指陈列、裂开；"缺"，指缺口、空隙。古称闪电为列缺，该穴在腕上之裂隙与衣袖之边缘处，所过之气常如闪电，故名"列缺"。

按揉列缺穴

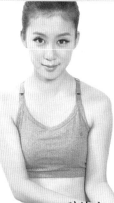

操作方法

用拇指指腹按揉列缺穴3~5分钟，以有酸胀感为宜。

定位

本穴在前臂，腕掌侧远端横纹上1.5寸，拇短伸肌腱与拇长展肌腱之间，拇长展肌腱沟的凹陷中。

列缺穴

按揉合谷穴

取穴原理	合谷为大肠经原穴，与列缺同用，"原络配穴"可益卫固表，抵御外邪。
功效主治	镇静止痛，通经活络，清热解表。主治头面五官病，缓解颈部、上肢、上腹部等部位的疼痛。
穴名解读	"合"，合拢；"谷"，山谷，指低陷如山谷处。此穴位于第1、2掌骨间，喻二骨相合，其凹陷处犹如山谷，所以称为"合谷"。

操作方法

用拇指指腹按揉合谷穴 3~5 分钟，以有酸胀感为宜。

定位

本穴在手背，第 2 掌骨桡侧的中点处。

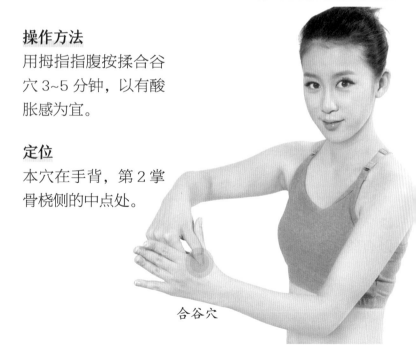

合谷穴

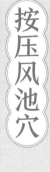

取穴原理	风池是足少阳胆经与阳维脉的交会穴，亦是祛风之要穴。
功效主治	祛风散邪，清利头目，温阳益气。主治感冒、头痛、眩晕、颈部疼痛、目赤痛、目泪出、鼻渊、鼻出血、中风、疟疾等。
穴名解读	"风"，风邪；"池"，池塘。该穴在枕骨下，局部凹陷如池，是祛风的要穴，故名"风池"。

操作方法

用食指指腹按压颈部两侧的风池穴半分钟左右，直至有酸胀感。

定位

本穴在颈后区，枕骨之下，胸锁乳突肌上端与斜方肌上端之间的凹陷中。

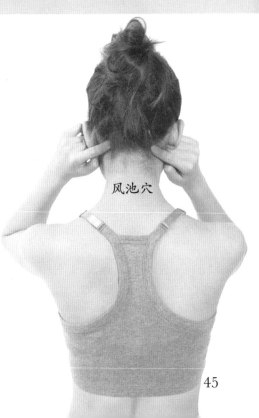

风池穴

按揉大椎穴

取穴原理	大椎穴是手足三阳经与督脉的交会穴，且督脉为"阳脉之海"，主一身之阳气，补之可固护正气，提高机体免疫力。
功效主治	扶正祛邪，提高机体免疫力。主治感冒发热、颈椎病、扁桃体炎、痤疮等。
穴名解读	"大"，巨大；"椎"，椎骨。古称第1胸椎棘突为大椎，穴在其上方，故名"大椎"。

操作方法

用拇指或食指指腹按揉大椎穴3~5分钟，以有酸胀感为宜。

定位

本穴在颈后部，第7颈椎棘突下凹陷中，后正中线上。

大椎穴

取穴原理	太阳穴在中医经络学中属于"经外奇穴",可以疏通脑部经络,祛虚火,清脑明目,改善头痛。
功效主治	清利头目,振奋精神。主治感冒头痛、偏头痛、眩晕、目赤肿痛等。
穴名解读	本穴因所处之部位而命名。此处是颅骨骨板最薄的部位,骨质脆弱。在头部两侧的太阳穴,实际上构成了一个致命的危险区,其重要性不言而喻。

操作方法

用食指指腹按揉太阳穴3~5分钟,以有酸胀感为宜。

定位

本穴位于头部,眉梢与目外眦之间,向外约一横指的凹陷处。

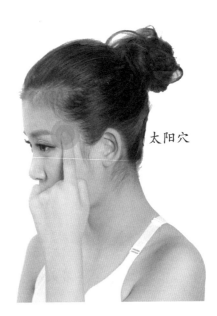

太阳穴

按揉外关穴

取穴原理	本穴是解表退热的要穴，主治热性疾病，如高热、上火等。
功效主治	清热泻火，清利头目，止痛。主治热病、头痛、脸颊痛、耳聋、耳鸣、目赤肿痛、胁痛、肩背痛等。
穴名解读	"外"，外部也；"关"，关卡也。从阳池穴传来的阳热之气，行至本穴后因吸热而进一步膨胀，膨胀之气由穴内出于穴外，穴外的气血物质无法入于穴内，外来之物如遇关卡一般无法进入，故名"外关"。

操作方法

用拇指指腹按揉外关穴3~5分钟，以有酸胀感为宜。

定位

本穴在前臂外侧，腕背侧远端横纹上2寸，尺骨与桡骨间隙中点。

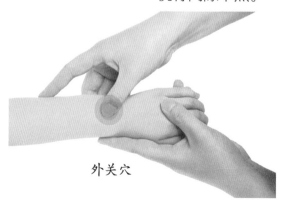

外关穴

取穴原理	风门穴是治疗伤风咳嗽、发热头痛的要穴。
功效主治	祛风散邪，通络止痛。主治感冒、颈椎痛、肩膀酸痛、过敏性鼻炎等。
穴名解读	"风"，指穴内的气血物质主要为风气；"门"，出入之门户也。膀胱经各背俞穴上行的水湿之气至本穴后吸热胀散化风上行，故名"风门"。

按揉风门穴

操作方法

用拇指或食指指腹按揉风门穴3~5分钟，以有酸胀感为宜。

定位

本穴在脊柱区，第2胸椎棘突下，后正中线旁开1.5寸。

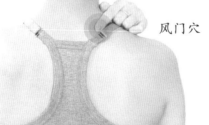

风门穴

按揉肺俞穴

取穴原理｜肺俞是肺之俞，主治肺脏疾病，可调理肺脏功能，平喘。

功效主治｜调补肺气，补虚清热。主治肺炎、颈淋巴结结核、感冒、支气管炎、支气管哮喘、肾炎等。

穴名解读｜"俞"，同"输"。肺俞穴为足太阳经背部的腧穴，因其内应肺脏，是肺气转输、输注之处，是治疗肺脏疾病的重要腧穴，故名"肺俞"。

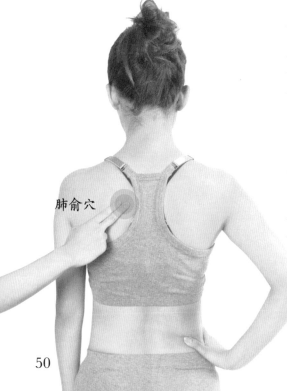

肺俞穴

操作方法

用两手的拇指或食、中两指指腹轻轻按揉肺俞穴，每次2分钟。

定位

本穴在脊柱区，第3胸椎棘突下，脊柱旁开1.5寸。

风寒感冒调理：
4 种家常食物

红糖

性味归经： 性温，味甘，归肝、脾、胃经。

功能： 补脾缓肝。用于风寒感冒、脘腹冷痛等。

用法： 开水冲食。

禁忌： 消化不良、糖尿病等人群不宜食用。

生姜

性味归经： 性微温，味辛，归肺、脾、胃经。

功能： 解表散寒，温中止呕。用于恶寒发热、头痛、恶心呕吐等。

用法： 煎食、煮食。

禁忌： 阴虚内热者不宜食用。

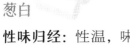

葱白

性味归经： 性温，味辛，归肺、胃经。

功能： 发汗解表，散寒通阳。用于风寒感冒等。

用法： 煎食、煮食、炒食。

禁忌： 体虚自汗的人不宜食用。

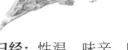

香菜

性味归经： 性温，味辛，归肺、脾、肝经。

功能： 消食开胃，发汗。用于风寒感冒、脘腹胀痛、食积等。

用法： 煎食、煮食。

风寒感冒调理：
4 种常用中药

麻黄

性味归经： 性温，味辛、微苦，归肺、膀胱经。

功效主治： 发汗解表，宣肺平喘。用于风寒感冒，胸闷咳喘。

用法： 2～10克，煎服。

禁忌： 体虚自汗、盗汗的人慎服。

桂枝

性味归经： 性温，味辛、甘，归肺、心、膀胱经。

功效主治： 发汗解肌，温通经脉。用于风寒感冒，脘腹冷痛，关节痹痛。

用法： 3～10克，煎服。

禁忌： 阴虚阳盛、月经过多的人慎服。

紫苏叶

性味归经： 性温，味辛，归肺、脾经。

功效主治： 解表散寒，行气和中。用于外感风寒，恶寒发热，脘腹胀闷。

用法： 3～10克，煎服。

禁忌： 阴虚、气虚的人慎服。

防风

性味归经： 性微温，味辛、甘，归膀胱、肝、脾经。

功效主治： 祛风解表，祛湿止痛。用于感冒，头痛，风湿痹痛。

用法： 5～10克，煎服。

禁忌： 血虚头痛的人忌服。

药食同源，疏风散寒：3 道精选食疗方

材料：羊肉 300 克，大葱 150 克。

调料：腌肉料、植物油各适量，蒜片、料酒、酱油、醋各 5 克，香油少许。

葱爆羊肉

祛寒暖阳

做法：

1 羊肉洗净，切片，用腌肉料腌渍 15 分钟；大葱洗净，斜切成段。

2 锅置火上，倒入植物油烧热，爆香蒜片，放入羊肉片大火翻炒，10 秒后将葱段入锅，稍翻炒后先沿着锅边淋入料酒烹香，然后立刻加入酱油，翻炒一下，再沿锅边淋醋，滴香油，翻炒均匀，见大葱断生即可。

功效

羊肉可益气补虚、温中暖下、祛寒补阳；大葱有杀菌、提高免疫力的作用。二者搭配食用有助于发散风寒，防治感冒。

白萝卜羊肉卷

材料：羊肉80克，白萝卜300克。

调料：姜末、蒜末各3克，盐2克，酱油适量。

做法：

1 白萝卜洗净，切薄片，用沸水焯软；羊肉洗净，剁成馅，放入碗内，加姜末、蒜末、酱油、盐，用勺子朝一个方向搅拌均匀。

2 将羊肉馅放在白萝卜片上，卷成卷，使白萝卜片完全包住馅，用干净的牙签穿入固定，放入蒸盘，上锅蒸20分钟即可。

功效

羊肉可以祛寒补虚，补肾壮阳；白萝卜可以顺气消食，避免食滞；姜可以发散风寒，止呕助阳。三者搭配食用可以增强人体抗病的能力。

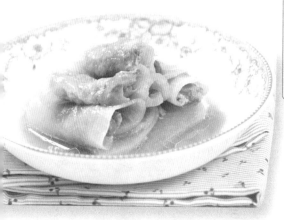

葱白防风藿香粥

材料： 葱白段 30 克，藿香 10 克，防风
5 克，大米 100 克。

做法：

1 大米洗净，浸泡 30 分钟；将防风、藿
香、葱白段放入锅中，加适量水煎煮
10 分钟，去渣取汁备用。

2 将大米放入锅中，加水煮至快熟时加
入药汁，再煮一两沸即可。

---| 功效 |---

这道粥中含有藿香、防
风、葱白，可以散寒燥
湿、发汗解表，调理风
寒感冒。

烹饪妙招

选购防风时，以条粗壮、皮
细而紧、无毛头、断面有棕
色环、中心色淡黄者为佳。

温馨提示： 本方
应在医生指导下
使用。

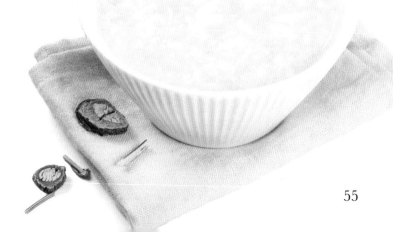

55

风寒感冒调理：
5 种家用中成药

1 感冒清热颗粒

疏风散寒，解表清热。
用于风寒感冒导致的头痛发热，恶寒身痛，鼻流清涕，咳嗽咽干。

2 九味羌活颗粒

疏风解表，散寒除湿。
用于风寒感冒导致的恶寒，发热，头重而痛。

3 荆防颗粒

解表散寒，祛风除湿。
用于外感风寒夹湿导致的头身疼痛，恶寒无汗，鼻塞流涕。

4 风寒感冒颗粒

发汗解表，疏风散寒。
用于风寒表证，症见恶寒发热，鼻流清涕，头痛，咳嗽。

5 川芎茶调丸

疏风止痛。用于外感风邪导致的头痛，恶寒，发热，鼻塞。

五

风热感冒调理 25 招

疏风清热，辛凉解表

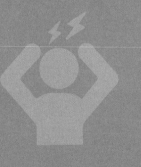

风热感冒
有哪些表现

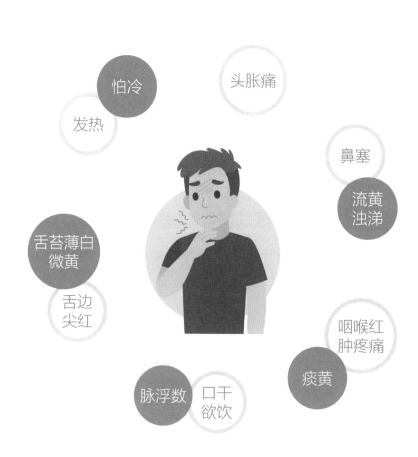

怕冷

头胀痛

发热

鼻塞

流黄浊涕

舌苔薄白微黄

舌边尖红

咽喉红肿疼痛

痰黄

脉浮数

口干欲饮

风热感冒调理：
8 大常用穴位

对症按摩调理方

取穴原理	列缺为肺经络穴，可调节肺功能，调动肺经元气，治疗咳嗽。
功效主治	疏风解表，宣肺理气，止咳平喘。主治感冒、头痛、颈痛、咳嗽、气喘、咽喉肿痛及手腕疼痛无力等。
穴名解读	"列"，指陈列、裂开；"缺"，指缺口、空隙。古称闪电为列缺，该穴在腕上之裂隙与衣袖之边缘处，所过之气常如闪电，故名"列缺"。

按揉列缺穴

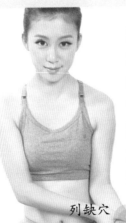

操作方法

用拇指指腹按揉列缺穴3~5分钟，以有酸胀感为宜。

定位

本穴在前臂，腕掌侧远端横纹上1.5寸，拇短伸肌腱与拇长展肌腱之间，拇长展肌腱沟的凹陷中。

列缺穴

按揉合谷穴

取穴原理	合谷为大肠经原穴，与列缺同用，"原络配穴"可益卫固表，抵御外邪。
功效主治	镇静止痛，通经活络，清热解表。主治头面五官病，缓解颈部、上肢、上腹部等部位的疼痛。
穴名解读	"合"，合拢；"谷"，山谷，指低陷如山谷处。此穴位于第1、2掌骨间，喻二骨相合，其凹陷处犹如山谷，所以称为"合谷"。

操作方法

用拇指指腹按揉合谷穴3~5分钟，以有酸胀感为宜。

定位

本穴在手背，第2掌骨桡侧的中点处。

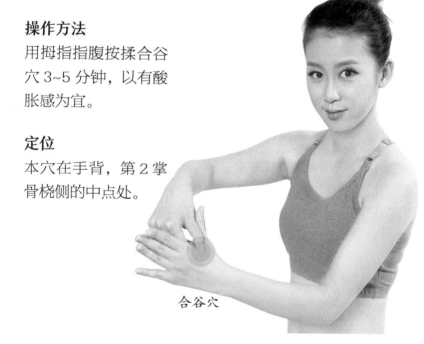

合谷穴

取穴原理	风池是足少阳胆经与阳维脉的交会穴，亦是祛风之要穴。
功效主治	祛风散邪，清利头目，温阳益气。主治感冒、头痛、眩晕、颈部疼痛、目赤痛、目泪出、鼻渊、鼻出血、中风、疟疾等。
穴名解读	"风"，风邪；"池"，池塘。该穴在枕骨下，局部凹陷如池，是祛风的要穴，故名"风池"。

按压风池穴

操作方法

用食指指腹按压颈部两侧的风池穴半分钟左右，直至有酸胀感。

定位

本穴在颈后区，枕骨之下，胸锁乳突肌上端与斜方肌上端之间的凹陷中。

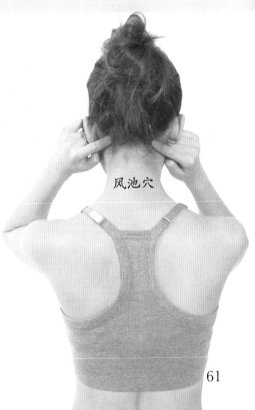

风池穴

按揉大椎穴

取穴原理	大椎穴是手足三阳经与督脉的交会穴，且督脉为"阳脉之海"，主一身之阳气，补之可固护正气，提高机体免疫力。
功效主治	扶正祛邪，提高机体免疫力。主治感冒发热、颈椎病、扁桃体炎、痤疮等。
穴名解读	"大"，巨大；"椎"，椎骨。古称第1胸椎棘突为大椎，穴在其上方，故名"大椎"。

操作方法

用拇指或食指指腹按揉大椎穴3~5分钟，以有酸胀感为宜。

定位

本穴在颈后部，第7颈椎棘突下凹陷中，后正中线上。

大椎穴

取穴原理	太阳穴在中医经络学中属于"经外奇穴"，可以疏通脑部经络，祛虚火，清脑明目，改善头痛。
功效主治	清利头目，振奋精神。主治感冒头痛、偏头痛、眩晕、目赤肿痛等。
穴名解读	本穴因所处之部位而命名。此处是颅骨骨板最薄的部位，骨质脆弱。在头部两侧的太阳穴，实际上构成了一个致命的危险区，其重要性不言而喻。

操作方法

用食指指腹按揉太阳穴
3~5分钟，以有酸胀感
为宜。

定位

本穴位于头部，眉梢与
目外眦之间，向外约一
横指的凹陷处。

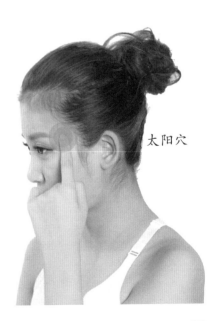

太阳穴

<table>
<tr><td rowspan="3">按揉外关穴</td><td>取穴原理</td><td>本穴是解表退热的要穴，主治热性疾病，如高热、上火等。</td></tr>
<tr><td>功效主治</td><td>清热泻火，清利头目，止痛。主治热病、头痛、脸颊痛、耳聋、耳鸣、目赤肿痛、胁痛、肩背痛等。</td></tr>
<tr><td>穴名解读</td><td>"外"，外部也；"关"，关卡也。从阳池穴传来的阳热之气，行至本穴后因吸热而进一步膨胀，膨胀之气由穴内出于穴外，穴外的气血物质无法入于穴内，外来之物如遇关卡一般无法进入，故名"外关"。</td></tr>
</table>

操作方法

用拇指指腹按揉外关穴 3~5 分钟，以有酸胀感为宜。

定位

本穴在前臂外侧，腕背侧远端横纹上 2 寸，尺骨与桡骨间隙中点。

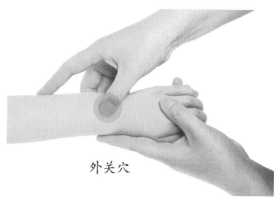

外关穴

取穴原理	曲池穴系手阳明大肠经之合穴，有疏风清热、行气和血的作用。
功效主治	清热解表，散风止痒，消肿止痛。主治肩肘关节疼痛、发热、咽痛、牙痛、半身不遂、肩痛不举、月经不调等。
穴名解读	"曲"，屈曲。此穴为手阳明之合穴，脉气流注此穴时，似水注入池中；又取穴时屈肘，横纹头有凹陷，形似浅池，故名"曲池"。

按揉曲池穴

操作方法

用拇指指腹按揉曲池穴
3～5分钟，以有酸胀感
为宜。

定位

将手肘内弯约成90°，
手肘横纹尽处凹陷即是
曲池穴。

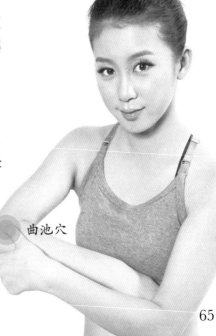

曲池穴

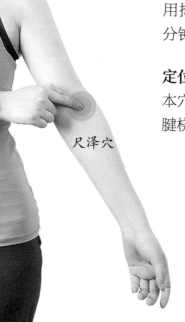

按揉尺泽穴

取穴原理	尺泽穴是肺经合穴，可以调理肺经，疏风解表，清热止痛。
功效主治	行气活络，祛瘀止痛。主治支气管炎、肺炎、咽喉肿痛、肘关节病等。
穴名解读	"尺"，小也；"泽"，池也。"尺泽"意指侠白穴浊降之雨在地部形成的小泽。

操作方法

用拇指或食指指腹按揉尺泽穴3～5分钟，以有酸胀感为宜。

定位

本穴在肘前侧，肘横纹上，肱二头肌腱桡侧缘凹陷中。

尺泽穴

风热感冒调理：
4 种家常食物

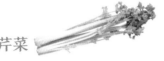

芹菜

性味归经： 性凉，味甘、辛、微苦，归肝、胃、肺经。
功能： 清热解毒。用于感冒发热。
用法： 炒食、煮食。
禁忌： 慢性腹泻者不宜多食。

雪梨

性味归经： 性凉，味甘、微酸；归肺、胃经。
功能： 止咳化痰、清热降火。用于风热燥咳等。
用法： 生食、煲汤。
禁忌： 脾胃虚寒者不宜多吃。

冬瓜

性味归经： 性微寒，味甘、淡，归肺、大肠、小肠、膀胱经。
功能： 清热，化痰，生津，解毒。用于暑热烦闷，痰喘，水肿胀满等。
用法： 煎食、煮食。
禁忌： 脾胃虚寒者不宜久食。

绿豆

性味归经： 性寒，味甘，归心、肝、胃经。
功能： 清热，消暑，利水。用于感冒发热，头痛目赤，疮疡痈肿。
用法： 煮食、煎食。
禁忌： 脾胃虚寒者不宜食用。

风热感冒调理：4种常用中药

薄荷

性味归经：性凉，味辛，归肺、肝经。

功效主治：疏散风热，疏肝行气。用于外感风热或风温初起所致的发热头痛。

用法：3～6克，煎服。

禁忌：表虚多汗的人禁服。

桑叶

性味归经：性寒，味苦、甘，归肺、肝经。

功效主治：疏散风热，清肝明目。用于风热感冒或肝阳上亢所致的头晕头痛，目赤昏花。

用法：5～10克，煎服。

菊花

性味归经：性微寒，味甘、苦，归肺、肝经。

功效主治：疏散风热，清肝明目。用于风热感冒或肝阳上亢所致的头痛眩晕，目赤肿痛，目暗昏花。

用法：5～10克，煎服。

葛根

性味归经：性凉，味甘、辛，归脾、胃、肺经。

功效主治：解肌退热。用于外感发热，口渴，消渴。

用法：10～15克，煎服。

禁忌：胃寒呕吐的人慎服。

其他常用中药：荆芥、牛蒡子、柴胡、蝉蜕、蔓荆子等。

药食同源，疏风清热：3道精选食疗方

材料：决明子10克，菊花干品、枸杞子、桑叶干品各8克。

做法：

1 将决明子、菊花、枸杞子、桑叶洗净，去杂质。

2 将这些材料一起放入砂锅中，倒入适量清水，煎煮约5分钟。

3 滤出汤水，代茶饮用即可。

疏散风热

决明子桑菊饮

┤ 功效 ├

决明子具有清肝火、益肾、明目的作用，与有疏散风热作用的菊花和桑叶搭配，对风热感冒有缓解作用。

芹菜拌腐竹

材料： 芹菜 150 克，水发腐竹 50 克。

调料： 蒜末 5 克，盐 1 克，香油适量。

做法：

1 芹菜择洗干净，放入沸水中焯烫，捞出，沥干水分，切段；水发腐竹洗净，切段，用沸水快速焯烫，捞出，沥干水分。

2 取小碗，加盐、蒜末、香油搅拌均匀，调成调味汁。

3 取盘，放入芹菜段、腐竹段，淋上调味汁拌匀即可。

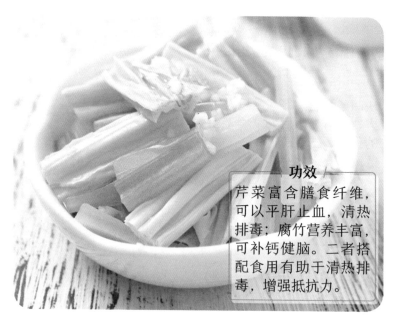

功效

芹菜富含膳食纤维，可以平肝止血，清热排毒；腐竹营养丰富，可补钙健脑。二者搭配食用有助于清热排毒，增强抵抗力。

材料: 西瓜瓤 400 克, 泡发银耳 200 克。

调料: 冰糖、水淀粉各 10 克。

做法:

1 将泡发银耳洗净, 撕成片; 将西瓜瓤切丁。

2 锅置火上, 加适量清水, 放入银耳, 熬至银耳软烂, 加入冰糖熬化, 撇去浮沫。

3 将西瓜丁放入锅内, 用水淀粉勾芡, 最后将羹盛入汤碗即可。

清热护肤 银耳西瓜羹

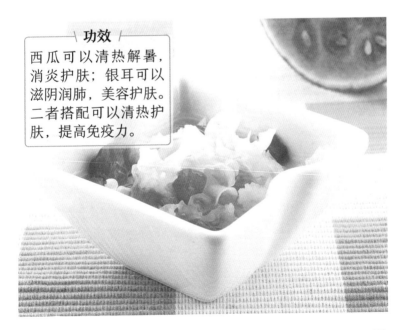

┤ 功效 ├

西瓜可以清热解暑, 消炎护肤; 银耳可以滋阴润肺, 美容护肤。二者搭配可以清热护肤, 提高免疫力。

风热感冒调理：
6 种家用中成药

1 桑菊感冒片

疏风清热，宣肺止咳。
用于风热感冒初起之头痛，咳嗽，口干咽痛。

2 银翘解毒片

疏风解表，清热解毒。
用于风热感冒导致的口干咳嗽，咽喉疼痛。

3 风热感冒颗粒

清热解毒，宣肺利咽。
用于风热感冒导致的鼻塞头痛，咳嗽咽痛。

4 双黄连口服液

清热解毒，疏风解表。
用于风热感冒导致的发热，咳嗽，咽痛。

5 维 C 银翘片

疏风解表，清热解毒。
用于风热感冒导致的头痛，咳嗽，咽喉疼痛。

6 银黄片

清热解毒。用于感冒发热，咽喉疼痛。

其他常用中成药：感冒退热颗粒、感冒舒颗粒等。

六

暑湿感冒调理 25 招

清热祛湿，调理肠胃

暑湿感冒
有哪些表现

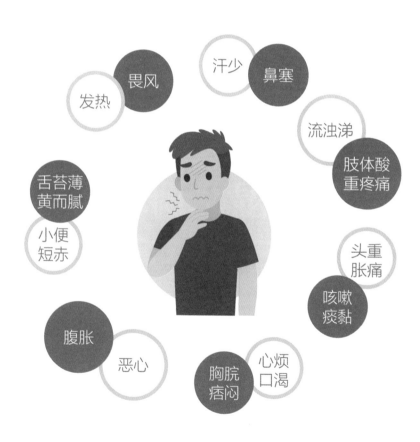

发热

畏风

汗少

鼻塞

流浊涕

肢体酸
重疼痛

舌苔薄
黄而腻

小便
短赤

头重
胀痛

咳嗽
痰黏

腹胀

恶心

胸脘
痞闷

心烦
口渴

暑湿感冒调理：7大常用穴位

对症按摩调理方

取穴原理	列缺为肺经络穴，可调节肺功能，调动肺经元气，治疗咳嗽。
功效主治	疏风解表，宣肺理气，止咳平喘。主治感冒、头痛、颈痛、咳嗽、气喘、咽喉肿痛及手腕疼痛无力等。
穴名解读	"列"，指陈列、裂开；"缺"，指缺口、空隙。古称闪电为列缺，该穴在腕上之裂隙与衣袖之边缘处，所过之气常如闪电，故名"列缺"。

按揉列缺穴

操作方法

用拇指指腹按揉列缺穴3~5分钟，以有酸胀感为宜。

定位

本穴在前臂，腕掌侧远端横纹上1.5寸，拇短伸肌腱与拇长展肌腱之间，拇长展肌腱沟的凹陷中。

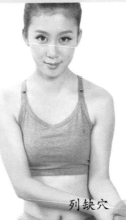

列缺穴

按揉合谷穴

取穴原理
合谷为大肠经原穴，与列缺同用，"原络配穴"可益卫固表，抵御外邪。

功效主治
镇静止痛，通经活络，清热解表。主治头面五官病，缓解颈部、上肢、上腹部等部位的疼痛。

穴名解读
"合"，合拢；"谷"，山谷，指低陷如山谷处。此穴位于第1、2掌骨间，喻二骨相合，其凹陷处犹如山谷，所以称为"合谷"。

操作方法
用拇指指腹按揉合谷穴3~5分钟，以有酸胀感为宜。

定位
本穴在手背，第2掌骨桡侧的中点处。

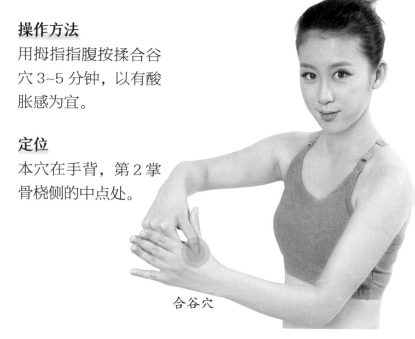

合谷穴

取穴原理	风池是足少阳胆经与阳维脉的交会穴，亦是祛风之要穴。
功效主治	祛风散邪，清利头目，温阳益气。主治感冒、头痛、眩晕、颈部疼痛、目赤痛、目泪出、鼻渊、鼻出血、中风、疟疾等。
穴名解读	"风"，风邪；"池"，池塘。该穴在枕骨下，局部凹陷如池，是祛风的要穴，故名"风池"。

按压风池穴

操作方法

用食指指腹按压颈部两侧的风池穴半分钟左右，直至有酸胀感。

定位

本穴在颈后区，枕骨之下，胸锁乳突肌上端与斜方肌上端之间的凹陷中。

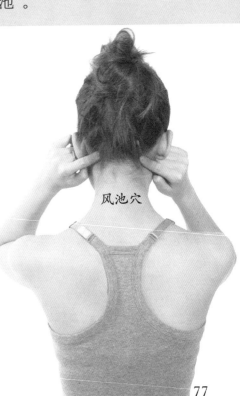

风池穴

77

<table>
<tr><td rowspan="3">按揉太阳穴</td><td>取穴
原理</td><td>太阳穴在中医经络学中属于"经外奇穴"，可以疏通脑部经络，祛虚火，清脑明目，改善头痛。</td></tr>
<tr><td>功效
主治</td><td>清利头目，振奋精神。主治感冒头痛、偏头痛、眩晕、目赤肿痛等。</td></tr>
<tr><td>穴名
解读</td><td>本穴因所处之部位而命名。此处是颅骨骨板最薄的部位，骨质脆弱。在头部两侧的太阳穴，实际上构成了一个致命的危险区，其重要性不言而喻。</td></tr>
</table>

操作方法

用食指指腹按揉太阳穴3~5分钟，以有酸胀感为宜。

定位

本穴位于头部，眉梢与目外眦之间，向外约一横指的凹陷处。

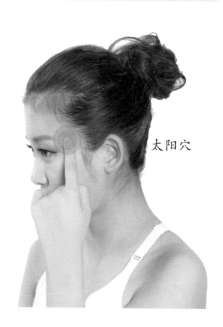

太阳穴

取穴原理	本穴是解表退热的要穴，主治热性疾病，如高热、上火等。
功效主治	清热泻火，清利头目，止痛。主治热病、头痛、脸颊痛、耳聋、耳鸣、目赤肿痛、胁痛、肩背痛等。
穴名解读	"外"，外部也；"关"，关卡也。从阳池穴传来的阳热之气，行至本穴后因吸热而进一步膨胀，膨胀之气由穴内出于穴外，穴外的气血物质无法入于穴内，外来之物如遇关卡一般无法进入，故名"外关"。

按揉外关穴

操作方法

用拇指指腹按揉外关穴3~5分钟，以有酸胀感为宜。

定位

在前臂外侧，腕背侧远端横纹上2寸，尺骨与桡骨间隙中点。

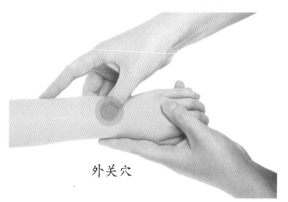

外关穴

按揉阴陵泉穴

取穴原理	阴陵泉为足太阴脾经之合穴，能温运中焦，清利下焦，有助于益肾调经，健脾除湿。
功效主治	健脾理气，益肾固精，通经活络。主治腹痛胀满、水肿、泄泻、小便不利、遗精、月经不调、带下、下肢麻痹等。
穴名解读	"阴"，水之意；"陵"，土丘；"泉"，水泉。脾经流行的经水及脾土物质混合物在本穴聚合堆积如土丘之状，故名"阴陵泉"。

操作方法

用拇指或食指指腹用力按揉阴陵泉穴3~5分钟，以有酸胀感为度。

定位

本穴位于小腿内侧，胫骨内侧髁下缘与胫骨内侧缘之间的凹陷中。

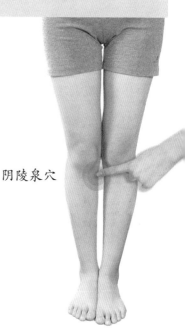

阴陵泉穴

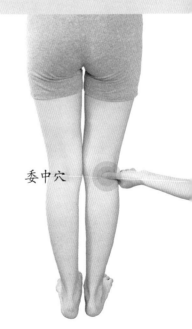

取穴原理	委中穴为足太阳膀胱经之合穴、膀胱下合穴，可清热解暑，利尿止痛。
功效主治	清热解暑，凉血止血。主治头痛身热、呕吐泄泻、咽喉疼痛、腰脊强痛、股膝挛痛、风湿痹痛等。
穴名解读	"委"，堆积也；"中"，指穴内气血所在之处为天地人三部的中部。该穴名意指膀胱经的湿热水气在此聚集。本穴物质为膀胱经膝下部各穴上行的水湿之气，在本穴呈聚集之状，故名"委中"。

按揉委中穴

操作方法

用拇指指腹按揉委中穴 3～5 分钟，以有酸胀感为宜。

定位

本穴在膝后区，腘横纹中点。

委中穴

81

暑湿感冒调理：
4 种家常食物

绿豆

性味归经： 性寒，味甘，归心、肝、胃经。

功能： 清热，消暑，利水。用于暑热烦渴，头痛目赤，感冒发热，疮疡痈肿。

用法： 煮食、煎食。

禁忌： 脾胃虚寒者不宜食用。

冬瓜

性味归经： 性微寒，味甘、淡，归肺、大肠、小肠、膀胱经。

功能： 清热，化痰，生津，解毒。用于暑热烦闷，痰喘，水肿胀满。

用法： 煎食、煮食。

禁忌： 脾胃虚寒者不宜久食。

绿豆芽

性味归经： 性凉，味甘，归心、胃经。

功能： 清热消暑。用于暑热烦渴，小便不利。

用法： 煎食、炒食、煮食。

禁忌： 脾胃虚寒者不宜久食。

苦瓜

性味归经： 性寒，味苦，归心、脾、肺经。

功能： 祛暑涤热。用于暑热烦渴，目赤疼痛。

用法： 煎食、炒食、煮食。

禁忌： 脾胃虚寒的人慎食。

其他常用食物：荠菜、粳米、番薯、豆角、牛肚等。

暑湿感冒调理：
4 种常用中药

藿香

性味归经： 性微温，味辛，归脾、胃、肺经。

功效主治： 芳香化湿，和中止呕，发表解暑。用于暑湿表证。

用法： 3～10 克，煎服。

荷叶

性味归经： 性平，味苦，归肝、脾、胃经。

功效主治： 清暑化湿，升发清阳。用于暑热烦渴，暑湿泄泻。

用法： 3～5 克，煎服。

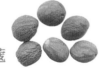

豆蔻

性味归经： 性温，味辛，归肺、脾、胃经。

功效主治： 化湿行气，温中止呕，开胃消食。用于湿浊中阻，脾胃气滞，胸腹胀痛，食积不消。

用法： 3～6 克，煎服。
禁忌： 阴虚血燥者慎用。

白扁豆

性味归经： 性平，味甘、淡，归脾、胃经。

功效主治： 健脾，化湿，消暑，可增强免疫力。用于暑湿吐泻。

用法： 9～15 克，煎服。

药食同源，清热祛湿：4 道精选食疗方

祛暑解毒

蒜蓉苦瓜

材料：苦瓜 250 克，大蒜 20 克。

调料：白糖 5 克，盐 2 克，植物油适量。

做法：

1 苦瓜洗净，对半剖开，去瓤，切成片。

2 大蒜去皮，洗净，剁成末。

3 锅置火上，倒油烧热，放苦瓜片翻炒后加白糖、盐，炒至苦瓜渐软，关火，最后放入蒜末翻匀即可。

╲ 功效 ╱

大蒜可以温中行滞，解毒；苦瓜可以祛暑涤热。二者搭配有利于祛暑解毒，调理暑湿感冒。

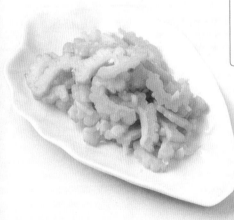

烹饪妙招

烹调时加入少量白糖和醋，就可以去除苦瓜大部分的苦味。

材料：绿豆芽 300 克，芹菜 200 克。

调料：醋 10 克，蒜末、葱花、姜丝各 5
克，盐 3 克，植物油适量。

做法：

1 绿豆芽洗净，焯烫至半透明时捞出沥
干；芹菜择洗净，切成长段。

2 锅内倒油烧至七成热，放入葱花、姜
丝和蒜末爆香，倒入芹菜段翻炒均匀。

3 倒入绿豆芽炒至透明，加盐，出锅前
倒入醋调味即可。

芹菜炒绿豆芽

清热消暑

/ 功效 /

芹菜可以清肠通便，清
热解毒；绿豆芽可以清
热消暑。二者搭配食用
可以调理暑热烦渴及感
冒发热。

祛湿健脾

扁豆薏米粥

材料：薏米60克，扁豆20克，大米80克。

做法：

1 扁豆挑净杂质，洗净，浸泡4小时；薏米淘洗干净，浸泡4小时；大米淘洗干净，浸泡30分钟。

2 锅置火上，加适量清水烧开，下入扁豆、薏米和大米，用大火烧开，转小火煮至米、豆熟烂即成。

| 功效 |

扁豆可以化湿、消暑，常用于调养暑湿吐泻；薏米可祛湿、健脾。夏季食用扁豆薏米粥可以减少高温下的体力消耗，还可起到增强免疫力的作用。

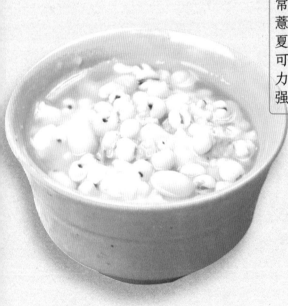

材料: 排骨500克，冬瓜200克，水发海带150克。

调料: 姜片5克，胡椒粉、盐各2克，葱花3克，白醋少许，植物油适量。

清热祛湿 冬瓜排骨汤

做法:

1 海带洗净，切小块；冬瓜去皮，切块；排骨洗净，切块备用。

2 炒锅内放少许底油，下排骨和姜片炒出香味。

3 汤锅烧热，倒入炒好的排骨，加足量清水，滴入白醋。

4 盖上锅盖，大火烧开后转小火慢炖半小时左右，加入海带块煮1小时。

5 倒入冬瓜块，煮至冬瓜熟软，调入盐、胡椒粉，最后撒上葱花即可。

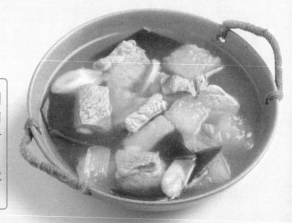

| 功效 |

冬瓜可以健脾利湿；排骨可以滋阴润燥、补虚。二者与海带搭配煮汤，可以清热祛湿，缓解暑湿感冒。

暑湿感冒调理：
6种家用中成药

1 藿香正气软胶囊

解表化湿，理气和中。用于夏伤暑湿感冒，脘腹胀痛，呕吐泄泻。

4 六一散

清暑利湿。用于暑湿发热，心烦倦怠，口渴喜饮，呕吐。

2 清暑解毒颗粒

清暑解毒，生津止渴。用于长期处在高温环境中的人群及夏季中暑。

5 益元散

清暑利湿。用于暑湿身热，心烦口渴。

3 清暑益气丸

祛暑利湿，补气生津。用于体弱受暑，头晕身热，自汗心烦。

6 暑湿感冒冲剂

清暑祛湿，芳香化浊。用于暑湿侵扰引起的感冒，胸闷呕吐。

其他常用中成药：四正丸等。